37 Ricette Post Chemioterapia:

Torna In Pista Con Questi Nutrienti Ricchi Di Vitamine

Di

Joe Correa CSN

COPYRIGHT

Questa pubblicazione è stata ideata per fornire Valori autorevoli ed accurate sull'argomento al quale è dedicata. E' messa in vendita con la piena consapevolezza che né l'autore, né l'editore intendono offrire consulenze di tipo medico. Se necessitate di consulenza sanitaria, consultate il vostro medico. Questo libro deve essere considerato come una guida e non deve essere usato in modo da recare danno, in qualsiasi modo, alla vostra salute. Consultate un medico prima di iniziare questo piano nutrizionale ed accertatevi che sia giusto per voi.

RINGRAZIAMENTI

Questo libro è dedicato a tutti i miei amici e famigliari che hanno avuto problemi di salute, sia leggeri che gravi, affinché possano trovare i rimedi giusti ed effettuare i necessari cambiamenti nella propria vita.

37 Ricette Post Chemioterapia:

Torna In Pista Con Questi Nutrienti Ricchi Di Vitamine

Di

Joe Correa CSN

INDICE

SULL'AUTORE

Dopo anni di ricerca, sono sinceramente convinto degli effetti positivi che una corretta alimentazione può avere sul corpo e sulla mente. La mia formazione e la mia esperienza mi hanno aiutato a vivere in maniera più sana nel corso degli anni, e quello che ho imparato l'ho condiviso con la mia famiglia e con gli amici. Quanto più sarete informati sui benefici dell'alimentarsi e del bere in maniera sana, tanto più sarete invogliati a cambiare la vostra vita e le vostre abitudini alimentari.

L'alimentazione è una parte fondamentale per raggiungere l'obiettivo di una vita sana e longeva, perciò iniziate da subito. Il primo passo è il più importante ed il più significativo.

INTRODUZIONE

37 Ricette Post Chemioterapia: Torna In Pista Con Questi Nutrienti Ricchi Di Vitamine

Di Joe Correa CSN

Dopo aver sconfitto il cancro vi sentite più forti, più potenti e sentite la necessità di condurre una vita migliore e più sana.

Dopo che avete terminato i trattamenti di chemioterapia, c'è ancora un problema importante che rimane nella vostra vita: come migliorare la vostra salute generale nel miglior modo possibile per godervi la vita che avete davanti.

Al di là della vostra età e del vostro sesso, la chiave per una vita più sana è da ricercare in poche, piccole cose: una dieta bilanciata, esercizio e mantenimento di un peso corporeo sano. Ma la prima cosa, e la più importante, è una alimentazione bilanciata. E' alla base di un recupero forte, dopo che avete lottato contro la malattia.

Per aiutarvi a mantenere una dieta bilanciata e ricca di vitamine, proteine, fibbre, ecc..., ho ideato una collezione di ricette che vi aiuteranno a creare pasti facili e veloci durante il periodo di post chemioterapia.

Ogni persona ha sintomi diversi dopo il trattamento, ma tutti hanno una cosa in comune, un organismo delicato che ha bisogno di una veloce riabilitazione.

Le ricette di questo libro sono state create seguendo questa regola semplice: più sono nutrienti e meglio è. Questo è ciò di cui il vostro corpo ha bisogno in questo momento e questo è ciò che voglio darvi.

Troverete in ciascuna di queste ricette una straordinaria miniera d'oro dal punto di vista nutritivo. Inoltre, questi piatti sono gustosi e belli da vedere, il che li rende ideali per l'intera famiglia!

Non è stato un periodo facile per voi. Spero sinceramente che queste ricette vi permetteranno di trascorrere meglio il resto della vostra vita, in maniera più sana e ricca di gusto! Il mio desiderio più profondo è quello di aiutarvi a riguadagnare la vostra salute e a mantenerla!

37 RICETTE POST CHEMIOTERAPIA: TORNA IN PISTA CON QUESTI NUTRIENTI RICCHI DI VITAMINE

1.   Veloce insalata di tonno

Ingredienti:

2 tazze di tonno senza olio

1 piccola cipolla, tritata

2 pomodori rossi medi, tritati

½ tazza di prezzemolo fresco tritato

2 cucchiai di succo di limone

1 tazza di lattuga romana, tritata

100gr di mozzarella, a pezzettini

2 cucchiai di panna acida a basso contenuto di grassi

1 cucchiaino di olio d'oliva

½ cucchiaino di sale

¼ cucchiaino di pepe nero macinato

Preparazione:

Unire i pomodori, la cipolla, e lattuga in una ciotola.

Irrorare con succo di limone e sale a piacere. Aggiungere il tonno e mescolare delicatamente per distribuire uniformemente gli ingredienti.

Trasferire l'insalata nelle ciotole. Ricoprire con la panna acida e cospargere con un pizzico di pepe.

Servire subito.

Valori nutrizionali per porzione: Kcal: 380, Proteine: 31.4g, Carboidrati: 18.7g, Grassi: 22.4g

2.   Sandwich di montagna

Ingredienti:

1 cespo di insalata iceberg

1 pomodoro di medie dimensioni, affettato

6 fette di pane di grano saraceno

Per la crema:

1 cucchiaio di mandorle

2 cucchiai di latte scremato

½ tazza di formaggio di capra, sbriciolato

2 cucchiai di noci

¼ cucchiai di aceto balsamico

½ cucchiaino di pepe nero macinato

½ cucchiaino di sale

1 cucchiaino di semi di chia

Preparazione:

Unire le mandorle, le noci, il pepe ed il sale in un frullatore. Aggiungere il latte, l'aceto ed il formaggio. Frullare fino ad ottenere un composto cremoso e liscio.

Trasferire in una ciotola ed aggiungervi un cucchiaino di semi di chia. Mettere da parte.

Disporre una foglia di lattuga e 1-2 fette di pomodoro su una fetta di pane. Stendere il composto cremoso sopra la fetta, e coprire con un'altra foglia della lattuga ed una fetta di pane.

Valori nutrizionali per porzione: Kcal: 143, Proteine: 10.4g, Carboidrati: 21.4g, Grassi: 12.4g

3.   Peperoni in crema

Ingredienti:

1 tazza di formaggio feta, sbriciolato

1 peperone di medie dimensioni, tagliarlo a bocconcini

1 cucchiaio di olio extravergine d'oliva

2 uova di gallina ruspante

½ cucchiaino di sale

½ cucchiaino di zenzero

Preparazione:

In primo luogo, far bollire le uova. Posizionare delicatamente due uova in una pentola di acqua bollente. Cuocere per 10 minuti. Lavare e colare. Raffreddare un pò e togliere il guscio. È possibile aggiungere un cucchiaino di bicarbonato di sodio nell'acqua bollente, questo renderà più facile pelare le uova. Tagliare le uova a pezzetti e trasferire in un frullatore.

Aggiungere il sale, lo zenzero, ed il formaggio. Frullare per 30 secondi o fino a che si ottiene un composto liscio. Trasferire il composto in una ciotola di portata.

Aggiungere il pepe tritato e mescolare bene. Mettete in frigo per circa 30 minuti prima di servire.

Valori nutrizionali per porzione: Kcal: 143, Proteine: 10.4g, Carboidrati: 21.4g, Grassi: 12.4g

4. Gelato d'Inverno

Ingredienti:

1 tazza di yogurt greco

1 cucchiaino di farina di cocco

1 piccola pesca, dimezzata e senza nocciolo

1 cucchiaino di menta, macinata

1 cucchiaio di miele

1 cucchiaino di scorza di mela rossa

½ cucchiaino di estratto di vaniglia

Preparazione:

Unire tutti gli ingredienti in un frullatore tranne la scorza di mela. Amalgamare bene e trasferire in bicchieri di portata.

Cospargere la superficie con farina di cocco e buccia di mela.

Mettere in frigo almeno un'ora prima di servire.

Valori nutrizionali per porzione: Kcal: 172, Proteine: 12.3g, Carboidrati: 29.5g, Grassi: 18.4g

5.   Dessert al mirtillo selvatico

Ingredienti:

½ tazza di mirtilli freschi selvatici

2 cucchiai di estratto di mirtillo

1 tazza di latte

2 cucchiai di crema di latte

1 grande uovo

2 albumi

1 cucchiaio di miele

Preparazione:

scaldare delicatamente il latte in una pentola capiente ad una temperatura medio-bassa. Aggiungere la panna con un cucchiaio e continuare a mescolare. Non bisogna far bolline! Togliere dal fuoco e mettere da parte a raffreddare per un po'.

Aggiungere l'uovo, l'albume, il miele ed i mirtilli freschi. Mescolare a tenere ancora in frigorifero per tutta la notte o almeno 3-4 ore prima di servire.

Valori nutrizionali per porzione: Kcal: 272, Proteine: 12.4g, Carboidrati: 62.4g, Grassi: 18.4g

6.   Branzino con salsa di rafano

Ingredienti:

900gr di branzino, senza lische

1 cipolla di medie dimensioni, tritata

60gr di pomodorini, tagliati a metà

½ tazza di sedano, tritato

2 cucchiai di prezzemolo fresco tritato

1 carota di medie dimensioni, affettato

2 cucchiai di olio d'oliva

2 spicchi d'aglio, tritati

2 cucchiai di succo di limone

1 cucchiaino di verdure secche in polvere

1 cucchiaino di pepe nero macinato

1 cucchiaino di sale

acqua

Per la salsa:

30gr di rafano preparato

¼ di tazza di panna acida

1 cucchiaino di sale

1 cucchiaio di capperi

Preparazione:

mettere il pesce e le verdure in una pentola capiente e versarvi sopra l'acqua fino a coprire tutti gli ingredienti. Aggiungere il succo di limone, il pepe, l'olio d'oliva, e coprire con un coperchio. Cuocere per circa 30 minuti a fuoco lento. Togliere dal fuoco e mettere da parte a raffreddare.

Nel frattempo, unire tutti gli ingredienti della salsa in una ciotola. Mescolare bene per amalgamare.

Colare il pesce e le verdure e trasferire nel piatto di portata. Versare un pò di salsa sul pesce e sulle verdure.

Si può servire con alcune fette di limone per dare un pizzico di sapore in più

Buon appetito!

Valori nutrizionali per porzione: Kcal: 332, Proteine: 32.1g, Carboidrati: 10.3g, Grassi: 13.4g

7.   Barrette di quinoa alle prugne

Ingredienti:

4 cucchiai di quinoa, precotti

2 banane medie, tagliate a fette

1 tazza di farina d'avena

1 uovo

1 cucchiaino di cannella

1 cucchiaino di semi di lino

½ tazza di prugne secche, tritate finemente

1 cucchiaio di mandorle, tritate finemente

¼ cucchiaio di sale

1 cucchiaio di olio vegetale

Preparazione:

riscaldare il forno a 200 gradi.

Unire la banana ed un uovo in una ciotola. Con una forchetta, mescolare ed amalgamare il tutto. Mettere da parte.

Prendere una ciotola ed unire tutti gli ingredienti. Aggiungere la quinoa cotta e la miscela di banana ed uovo. Mescolare ancora e trasferire in una teglia di forno.

Cuocere in forno per circa 25 minuti, o fino a doratura. Togliere dal forno e lasciare raffreddare per un po'.

Tagliare in pezzi uguali e servire con il latte, se lo desiderate.

Valori nutrizionali per porzione: Kcal: 152, Proteine: 9.9g, Carboidrati: 23.5g, Grassi: 4.8g

8.   Insalata di patate e fagioli

Ingredienti:

3 tazze di fagiolini, cotti

2 patate medie cotte, sbucciate e tagliate a cubetti

2 cucchiai di capperi

2 uova sode, pelate e tagliate a spicchi

1 cucchiaio di prezzemolo fresco tritato

Per il condimento:

½ tazza di panna acida a basso contenuto di grassi

1 cucchiaino di senape di Digione

1 cucchiaio di succo di limone

½ cucchiaino di aceto balsamico

½ cucchiaino di pepe nero macinato

Preparazione:

Unire tutti gli ingredienti del condimento in una terrina. Mescolare bene per amalgamare e mettere da parte.

Unire i fagioli, i capperi ed i cubetti di patate in una ciotola grande. Ricoprire con gli spicchi di uova e condire a piacere.

Per aggiungere un pizzico di gusto in più, cospargere con prezzemolo fresco e servire.

Buon appetito!

Valori nutrizionali per porzione: Kcal: 252, Proteine: 8,7 g, carboidrati: 32.5g, Grassi: 10.8g

9.   Uova siberiane

Ingredienti:

6 uova di gallina ruspante

½ tazza di formaggio circassa, sbriciolato

½ tazza di panna

1 cucchiaio di prezzemolo fresco tritato

1 cucchiaio di miele

Preparazione:

Mettere due uova in una pentola di acqua bollente e cuocere per circa 10 minuti. Lavare e colare. Lasciar raffreddare un po' e mettere da parte.

Nel frattempo, unire il formaggio, il prezzemolo e la panna in una ciotola. Sbucciare e tagliare le uova in bocconcini e trasferire nella miscela cremosa.

Guarnire con del miele e mettere in frigo per 20 minuti prima di servire.

Valori nutrizionali per porzione: Kcal: 208, Proteine: 13.5g, Carboidrati: 10,7 g, Grassi: 13.6g

10.   Verdure glassate

Ingredienti:

170gr di cavolo, tritato

170gr di spinaci tritati

100gr di cavoletti di Bruxelles, tagliati in due

2 tazze di brodo vegetale

½ cucchiaino di pepe nero macinato

Per la crema:

2 cucchiai di burro

1 cucchiaio di farina comune

1 cucchiaio di senape di Digione

½ tazza di panna dolce

1 cucchiaino di sale

½ cucchiaino di peperoncino

Preparazione:

Versare il brodo vegetale in una pentola profonda e portare ad ebollizione. Aggiungere e cavoli e gli spinaci e cospargere con pepe per insaporire un pò. Aggiungere più acqua se le verdure non sono coperte con il brodo. Coprire con un coperchio ed abbassare il fuoco. Cuocere per circa 15 minuti, o fino a quando i cavoli sono morbidi. Togliere dal fuoco e mettere da parte a raffreddare.

Unire gli ingredienti della crema in una terrina. Mescolare bene per amalgamare.

Trasferire le verdure in un piatto di portata o una ciotola e con un cucchiaio versare nella crema. Mescolare ancora e cospargere con un pizzico di peperoncino.

Servire subito.

Valori nutrizionali per porzione: Kcal: 213, Proteine: 5.2g, Carboidrati: 15,5 g, Grassi: 14.6g

11. Frittelle di farina d'avena con mela e cannella

Ingredienti:

½ tazza di farina bianca, senza glutine

1 grande uovo

1 tazza di latte di cocco

½ mela grattugiata

¼ di tazza di mandorle, macinata

1 cucchiaino di estratto di vaniglia

Olio da cucina

Yogurt per guarnire

Preparazione:

Unire tutti gli ingredienti in una ciotola capiente. Stendere un po' di olio da cucina in una piccola padella anti antiaderente.

Versare circa ½ tazza di miscela e cuocere per circa tre minuti per ogni lato.

Guarnire con un cucchiaio di yogurt.

Valori nutrizionali per porzione: Kcal: 298, Proteine: 31.4g, Carboidrati: 42.5g, Grassi: 26.7g

12. Salmone con salsa Worcestershire

Ingredienti:

4 tranci di salmone, tagliato a bocconcini

2 tazze di brodo vegetale

2 carote medie tagliate a fette

1 zucchina media, sbucciata ed affettata

1 peperone tritato di medie dimensioni

Per il condimento:

2 cucchiai di salsa Worcestershire

1 cucchiaino di aceto di mele

1 cucchiaio di succo di limone

1 cucchiaino di sale

½ cucchiaino di pepe nero macinato

1 cucchiaio di basilico fresco, tritato finemente

Preparazione:

Unire tutti gli ingredienti del condimento in una terrina. Mettere da parte per 15 minuti per consentire a tutti i sapori di amalgamarsi bene.

Versare 2 tazze di brodo vegetale in una pentola profonda. Aggiungere i pezzi di salmone e le verdure. Condire con sale e pepe a piacere. Aggiungere acqua se le verdure non sono ricoperte dal brodo. Coprire con un coperchio e cuocere per 20 minuti a temperatura media. Togliere dal fuoco e lasciate raffreddare per un po'.

Colare salmone e verdure e trasferire nel piatto di portata. Condire e servire.

Buon appetito!

13. Frullato di pesche e mirtilli

Ingredienti:

¼ di tazza di mirtilli

1 grande pesca, tagliata a pezzetti e senza nocciolo

1 cucchiaio di semi di chia

1 tazza di latte di mandorla

1 cucchiaino di saliva

Preparazione:

Unire tutti gli ingredienti in un frullatore. Frullare fino ad ottenere un composto e trasferirli in bicchieri di portata. Aggiungere un po' di semi di chia per dare un pizzico di sapore in più ed aggiungere valori nutritivi.

Servire!

Valori nutrizionali per porzione: Kcal: 335, Proteine: 28.5g, Carboidrati: 37.3g, Grassi: 10.1g

14.   Gamberetti con avocado e uova

Ingredienti:

3 tazze di gamberetti, sgusciati e puliti

1 avocado maturo di medie dimensioni

1 tazza e ½ di riso integrale, precotto

2 uova

1 cucchiaio di miele

2 cucchiaini di olio d'oliva

¼ cucchiaino di pepe rosso, macinato

1 cucchiaio di aceto di vino rosso

2 cucchiai di semi di sesamo

1 tazza di fagioli rossi, precotti

Preparazione:

Far scaldare l'olio in una grande casseruola ad una temperatura media. Aggiungere il miele e mescolare bene fino a quando non si scioglie. A questo punto aggiungere i gamberetti e friggere bene per pochi minuti su ogni lato. Condire con pepe e togliere dal tegame. Utilizzare la stessa pentola per friggere le uova per circa 2 minuti. Trasferirle in un piatto e tagliarle a listarelle.

In una piccola ciotola, unire il riso con l'aceto di vino rosso ed i fagioli rossi. Ricoprire con le strisce di uovo, i gamberi e fette di avocado.

Valori nutrizionali per porzione: Kcal: 246, Proteine: 26.5g, Carboidrati: 6.2g, Grassi: 14.7g

15.   Veloce zuppa fredda estiva

Ingredienti:

2 pomodori di medie dimensioni, tritati

1 grande cetriolo, pelato e affettato

1 tazza di rucola tritata

1 cucchiaio di basilico fresco, tritato finemente

1 cucchiaio di coriandolo fresco, tritato finemente

1 tazza di latticello

1 cucchiaio di panna acida

½ cucchiaino di pepe nero macinato

1 cucchiaino di sale

Preparazione:

Unire il latticello, la panna acida, il sale, il pepe, il basilico, ed il coriandolo in grande ciotola. Mescolare tutto bene amalgamare, mettere da parte.

Aggiungere ora il pomodoro, il cetriolo, e la rucola in un frullatore. Frullare fino ad ottenere un composto cremoso. Trasferire il composto nella ciotola e mescolate tutto bene ancora una volta.

Mettete in frigorifero per 30 minuti prima di servire.

Valori nutrizionali per porzione: Kcal: 155, Proteine: 8.4g, Carboidrati: 16.7g, Grassi: 8.2g

16.   Patate lesse all'olio di avocado

Ingredienti:

8 grandi patate, sbucciate ed affettate a fette spesse

3 uova sode

1 tazza di ricotta, sbriciolata

2 cucchiai di olio di avocado

1 cucchiaio di senape

1 cucchiaino di sale

½ cucchiaino di pepe rosso, macinato

Preparazione:

Sbucciare le patate e tagliarle a fette spesse. Cuocerle in acqua bollente per circa 20-30 minuti, finché sono tenere. Togliere dal fuoco e lasciarle raffreddare per un po'.

Nel frattempo, far bollire le uova per 10 minuti. Questa insalata richiede uova ben sode. Sbucciare le uova e tagliarle a fette.

Mescolare le uova sode e le patate in una ciotola. Aggiungere la ricotta, l'olio di avocado, la senape, il sale ed il pepe. Mescolare bene con una forchetta. Coprire e lasciar raffreddare per circa un'ora.

È possibile aggiungere ½ cucchiaio di prezzemolo secco, se lo si desidera.

Valori nutrizionali per porzione: Kcal: 351, Proteine: 4.7g, Carboidrati: 37.2g, Grassi: 25.8g

17. Sedano con salsa di aneto

Ingredienti:

200gr di sedano, tagliati in strisce longitudinali

1 piccolo cetriolo, tagliato a strisce longitudinali

1 piccola zucchina, tagliata a strisce longitudinali

1 finocchio medio, tagliato a strisce longitudinali

1 cucchiaio di succo di limone

½ cucchiaino di sale

¼ cucchiaino di pepe nero macinato

Per la salsa:

1 tazza di yogurt greco

3 cucchiai di olio vegetale

2 cucchiai di succo di limone

½ cucchiaino di sale

¼ cucchiaino di pepe nero macinato

1 cucchiaino di aneto tritato finemente

Preparazione:

Unire tutti gli ingredienti per la salsa in una ciotola. Mescolare bene e mettere da parte.

Mettere poi tutte le verdure sul piatto di portata. Servire la salsa di lato, o semplicemente versare sulle verdure.

Condire con sale e pepe a piacere.

Valori nutrizionali per porzione: Kcal: 105, Proteine: 10.5g, Carboidrati: 14.6g, Grassi: 6,3 g

18.   Zuppa di verdure selvatiche

Ingredienti:

100gr di asparagi selvatici, tritati

60gr di spinaci tritati

1 cucchiaio di basilico fresco tritato

2 spicchi d'aglio schiacciati,

2 cucchiai di olio vegetale

1 tazza di latte

2 cucchiai di prezzemolo fresco tritato

½ cucchiaino di pepe nero macinato

½ cucchiaino di sale

acqua

Preparazione:

Unire gli spinaci, il latte, il basilico e l'aglio in un frullatore. Frullare fino ad ammorbidire e mettere da parte.

Disporre poi gli asparagi in una pentola capiente ed aggiungere una tazza di acqua. Aggiungere la miscela preparata e l'olio. Amalgamare tutto bene. Aggiungere più acqua se necessario per dare una consistenza cremosa. Cospargere con un pizzico di sale e pepe. Coprire con un coperchio, ridurre il fuoco al minimo e far cuocere per 20 minuti. Togliere dal fuoco e mettere da parte a raffreddare.

E' possibile aggiungere un cucchiaio di panna acida irrobustire il sapore.

Valori nutrizionali per porzione: Kcal: 105, Proteine: 7,7 g, carboidrati: 13.8g, Grassi: 4,5 g

19.   Pollo mediterraneo

Ingredienti:

900gr di petti di pollo, senza pelle e disossati, tagliati a bocconcini

4 spicchi d'aglio, tritati

1 cipolla di medie dimensioni, pelata ed affettata

2 grossi pomodori tritati,

2 cucchiai di olio extra vergine di oliva

1 cucchiaio di basilico fresco, tritato finemente

½ cucchiaino di pepe nero macinato

½ cucchiaino di sale

1 cucchiaino di verdure secche in polvere

2 tazze di riso bianco

Preparazione:

Riscaldare l'olio in una padella a temperatura medio-alta. Aggiungere la cipolla e soffriggere fino ad ammorbidire o a doratura Aggiungere ora i tocchetti di pollo e l'aglio.

Cuocere per circa 10 minuti o fino a doratura, mescolando ogni tanto.

Nel frattempo, mettere i pomodori in un frullatore. Aggiungere un pizzico di sale ed amalgamare bene. Versare la miscela nella padella ed abbassare il fuoco. Insaporire con un pizzico di pepe. Coprire con un coperchio e far cuocere per 25 minuti. se la miscela troppo densa, aggiungere acqua di tanto in tanto. Togliere dal fuoco e trasferire nel piatto di portata.

Nel frattempo, versare il riso in acqua bollente in una pentola profonda. Cospargere con le verdure in polvere e cuocere per 15 minuti. Togliere dal fuoco e colare.

Servire il riso con la carne e condire con basilico fresco.

Valori nutrizionali per porzione: Kcal: 553, Proteine: 22.4g, Carboidrati: 41.2g, Grassi: 22.1g

20.   Zuppa ai fiocchi d'avena

Ingredienti:

120gr di farina d'avena

1 carota grande, tagliata a pezzetti

1 tazza di sedano, affettato

½ tazza di prezzemolo, tritato finemente

1 piccola cipolla, affettata

3 cucchiai di olio vegetale

1 cucchiaio di farina comune

½ cucchiaino di sale

½ cucchiaino di pepe nero macinato

½ tazza di panna acida

Acqua tiepida

Preparazione:

Riscaldare l'olio in una pentola profonda ad una temperatura medio-alta. Aggiungere la cipolla e soffriggere fino ad ammorbidire. A questo punto aggiungere il sedano, la carota, il prezzemolo e mescolare bene.

Mescolare la farina e 2 tazze di acqua tiepida. Cospargere con un po' sale e pepe e coprire con un coperchio. Abbassare la temperatura al minimo e cuocere per 15 minuti.

Aggiungere la farina d'avena e controllare il livello dell'acqua. Aggiungere ancora se necessario per rggiungere la densità desiderata. Mescolare bene e cuocere per circa 20 minuti più. Togliere dal fuoco ed aggiungere la panna acida. Mescolare ancora e lasciare per un po' a raffreddare.

Servire calda.

Valori nutrizionali per porzione: Kcal: 85, Proteine: 3.2g, Carboidrati: 14.7g, Grassi: 1,7 g

21. Frittata spagnola

Ingredienti:

4 patate medie, sbucciate ed affettate

5 uova di grandi dimensioni

1 piccola cipolla, tagliata a dadini

2 cucchiai di olio d'oliva

1 cucchiaio di prezzemolo fresco tritato

½ cucchiaino di sale

½ cucchiaino di pepe nero macinato

Preparazione:

Sbattete le uova in una terrina. Aggiungere un pizzico di sale, pepe e prezzemolo e frullare il tutto. Mettere da parte.

Riscaldare l'olio in una padella larga ad una temperatura medio-alta. Aggiungere le patate a fette e friggere per circa 5 minuti o fino a quando risultano croccanti. Aggiungere le cipolle e far cuocere per 2 minuti più.

Versare le uova nella padella e distribuirle sulle patate. Far cuocere per circa 3-4 minuti da entrambe le parti.

Togliere dal fuoco e tagliare la frittata nelle porzioni desiderate.

Servire con fette di pomodoro o qualche altra verdura fresca.

Valori nutrizionali per porzione: Kcal: 157, Proteine: 9.8g, Carboidrati: 28.7g, Grassi: 3.6g

22. Insalata di barbabietole cotte

Ingredienti:

4 barbabietole di medie dimensioni, pelate e tritate

1 tazza di porro tritato

2 cucchiaio di succo di limone

1 cucchiaino di sale

½ cucchiaino di pepe nero macinato

2 cucchiai di olio d'oliva

1 tazza di ricotta, sbriciolata

1 carota piccola, tagliuzzata

1 cucchiaino di prezzemolo, tritato finemente

Preparazione:

Versare 3 tazze di acqua in una pentola capiente e profonda e portare ad ebollizione. Posizionare delicatamente all'interno le barbabietole e coprire con un coperchio. Abbassare il fuoco al minimo e cuocerle fino ad ammorbidirle. Togliere dal fuoco e colare. Trasferire le barbabietole in una ciotola di portata.

Unire ora il succo di limone, il sale, il pepe e l'olio in una piccola ciotola. Mescolare bene per amalgamare. Mettere da parte.

Aggiungere i porri e le carote tagliuzzate alle barbabietole e mescolare bene. Versarvi il condimento mescolare bene. Mettere da parte per circa 30 minuti per consentire sapori di amalgamarsi.

Poco prima di servire, aggiungere il formaggio ed il prezzemolo fresco.

Valori nutrizionali per porzione: Kcal: 161, Proteine: 6.2g, Carboidrati: 13.4g, Grassi: 6,8 g

23.   Polpette proteiche con avena

Ingredienti:

1 tazza e ½ di fiocchi d'avena

½ tazza di burro di arachidi

¼ di tazza di mandorle, macinate

3 cucchiai di miele

1 cucchiaio di semi di chia,

1 cucchiaio di estratto di vaniglia biologico

3 tazze di latte

Preparazione:

Mettere una tazza di fiocchi d'avena in una ciotola. Aggiungere gli altri ingredienti secchi e mescolate per amalgamare.

A questo punto aggiungere il burro di arachidi ed il miele. Mescolare bene e versare delicatamente il latte e l'estratto di vaniglia.

Formare le polpette con le mani, guarnire con l'avena restante e mettere in frigorifero per circa 30 minuti.

Valori nutrizionali per porzione: Kcal: 261, Proteine: 21.2g, Carboidrati: 34.5g, Grassi: 6,3 g

24.   Cavolini di Bruxelles con condimento al kerfi

Ingredienti:

450gr di cavoletti di Bruxelles tagliati in due

5 spicchi d'aglio, tritati finemente

2 cucchiai di olio d'oliva

½ cucchiaino di sale

¼ cucchiaino di pepe nero macinato

1 cucchiaio di burro

Per il condimento:

½ tazza di kefir

1 cucchiaio di succo di limone

½ tazza di rucola, tritata finemente

½ cucchiaino di sale

1 cucchiaio di olio d'oliva

Preparazione:

Riscaldare il forno a 200 gradi

Mettere i cavolini di Bruxelles in una pentola di acqua bollente. Abbassare il fuoco al minimo e far cuocere per circa 10 minuti, o fino a quando sono morbidi. Togliere dal fuoco, colare e mettere da parte.

Sciogliere il burro in una padella ad una temperatura medio-alta. Aggiungere l'aglio e soffriggere fino a doratura. Aggiungere cavolini di Bruxelles e cospargere con un po' di sale e pepe. Cuocere per 3 minuti e togliere dal fuoco. Mettere da parte a raffreddare e trasferire al piatto di portata.

Nel frattempo, unire gli ingredienti del condimento in una terrina di media grandezza. Mescolare bene per permettere ai sapori di amalgamarsi.

Versare il condimento sopra i cavolini di Bruxelles e servire!

Valori nutrizionali per porzione: Kcal: 167, Proteine: 6,3 g, carboidrati: 10.5g, Grassi: 14.8g

25. Spaghetti ai gamberetti con verdure

Ingredienti:

250gr di gamberetti, sgusciati e puliti

½ tazza di sedano, tritato

2 carote medie, a fette

2 spicchi d'aglio, tritati finemente

½ tazza di porri, tritati finemente

1 cucchiaio di olio d'oliva

450gr di spaghetti (o tagliatelle di pasta fresca)

1 cucchiaino di prezzemolo, tritato finemente

1 cucchiaino di sale

½ cucchiaino di pepe nero macinato

3 cucchiai di parmigiano, tagliuzzato

Preparazione:

Utilizzare le istruzioni riportate sulla confezione per cucinare gli spaghetti. Al termine colare, e mettere da parte.

Riscaldare l'olio in una grande padella antiaderente ad una temperatura medio-alta. Aggiungere l'aglio, il sedano ed i porri. Far cuocere per circa 3 minuti e aggiungere i gamberetti. Abbassare il fuoco e cospargere di sale e pepe a piacere. Far cuocere per altri 5 minuti mescolando continuamente. Aggiungere 2 tazze d'acqua e coprire con un coperchio. Cuocere per 15 minuti o fino a quando l'acqua evapora. Togliere dal fuoco e trasferire nella ciotola degli spaghetti. Aggiungere il prezzemolo e cospargere con un pizzico di sale e pepe in più, se necessario.

Guarnire con parmigiano grattugiato e servire.

Valori nutrizionali per porzione: Kcal: 220, Proteine: 8.3g, Carboidrati: 44.4g, Grassi: 9.8g

26. Frullato di ananas con curcuma

Ingredienti:

1 tazza di ananas a pezzetti

¼ di tazza di mango a pezzetti

¼ di tazza di bacche di Goji

½ tazza di yogurt greco

1 cucchiaino di curcuma, macinata

1 cucchiaino di cannella, macinata

1 cucchiaino di farina di cocco

½ cucchiaio di miele

Preparazione:

Unire tutti gli ingredienti in un frullatore. Miscelare per circa 1 minuto fino ad ottenere un bel frullato cremoso. Trasferire il composto in grandi bicchieri di portata e conservare in frigorifero per circa 1 ora prima di servire.

Poco prima di servire, si può cospargere il frullato con un poco di scorza di arancia o di limone per dare un pizzico di sapore in più.

Gustare!

Valori nutrizionali per porzione: Kcal: 220, Proteine: 5,6 g, carboidrati: 32.4g, Grassi: 1,2 g

27. Tacchino in pentola di coccio

Ingredienti:

900gr di petti di tacchino, senza pelle, disossati e tagliati a pezzetti

120gr di spinaci tritati

1 cucchiaio di peperoncino in polvere

2 tazze di brodo vegetale

2 cucchiai di succo di limone

1 cucchiaino di sale

1 cucchiaino di pepe nero macinato

2 cucchiai di olio d'oliva

Preparazione:

Riscaldare l'olio in una pentola capiente ad una temperatura medio-alta.

Nel frattempo, lavare e pulire la carne. Cospargere di sale e pepe in modo uniforme per rivestire la carne.

Mettere i pezzetti di carne nella pentola di coccio e cuocere la carne per circa 10 minuti. Aggiungere gli spinaci, il peperoncino ed brodo vegetale. Se necessario, versare acqua fino a coprire tutti gli ingredienti. Abbassare il fuoco al minimo e coprire con un coperchio. Cuocere per 2 ore. Togliere dal fuoco e lasciar raffreddare.

Poco prima di servire, condire con succo di limone.

Mettere in una pentola di coccio con altri ingredienti e coprire. Far cuocere per circa 2 ore.

Valori nutrizionali per porzione: Kcal: 270, Proteine: 35.5g, Carboidrati: 32.8g, Grassi: 24.2g

28. Polpette al cacao grezzo e semi di chia

Ingredienti:

1 tazza di mandorle tritate

½ tazza di burro di arachidi

½ tazza di miele

2 cucchiai di semi di chia tritati

¼ di tazza di cacao grezzo in polvere

¼ di tazza di cioccolato fondente grattugiato, 85% di cacao

¼ tazza di latte scremato

Preparazione:

Unire gli ingredienti in una ciotola e mescolare bene per amalgamare. Formare le polpette con le mani e mettere in frigo per circa 30 minuti.

Valori nutrizionali per porzione: Kcal: 269, Proteine: 24.4g, Carboidrati: 38.2g, Grassi: 8,5 g

29. Insalata di calamari calda

Ingredienti:

900gr di calamari, puliti, tagliati a bocconcini

2 cucchiai di succo di limone

1 tazza di cipollotti, tritati

2 peperoni di medie dimensioni, tritati

3 cucchiai di olio d'oliva

1 cucchiaino di sale

½ cucchiaino di pepe nero macinato

Preparazione:

Mettere i calamari in una pentola capiente. Aggiungere acqua sufficiente a coprirli. Cuocere a temperatura media per circa 15 minuti. Togliere dal fuoco e colare. Trasferire i calamari in una grande ciotola.

Aggiungere le cipolline, i peperoni, l'olio di oliva, il sale ed il pepe e mescolare bene. Mettere da parte e coprire per 2 ore per consentire ai sapori di amalgamarsi.

Servire.

Valori nutrizionali per porzione: Kcal: 302, Proteine: 35.2g, Carboidrati: 46.5g, Grassi: 20.3g

30.   Uova e prosciutto in coppette di funghi Portobello

Ingredienti:

6 teste di funghi Portobello, pulite, svuotate e senza gambo

6 fette di prosciutto

6 uova grandi

1 cucchiaino di prezzemolo fresco

3 cucchiai di olio d'oliva

½ cucchiaino di sale

1 cucchiaino di pepe nero macinato

Preparazione:

Le teste dei funghi devono essere pulite e tagliate per formare una coppetta. Ungerle un pò con olio d'oliva all'esterno per facilitarne la cottura e far si che non si attacchino alla teglia da forno.

Foderare la teglia con carta da forno prima di disporvi sopra le coppette di funghi. Prendere una fetta di prosciutto e sistemarla all'interno delle coppette di fungo. Assicurarsi che le fette si adattino perfettamente all'interno della coppetta.

Una volta che avete farcito tutte le coppette con il prosciutto, metterle da parte. Rompere un uovo in una piccola ciotola e, con attenzione, versare l'uovo all'interno del prosciutto nella coppetta. Questo passaggio potrebbe richiedere un certo tempo dal momento che il tuorlo d'uovo può causare il ribaltamento dei funghi o fuoriuscire.

Una volta che tutte le coppette sono riempite di uovo, condire con un po' di sale, prezzemolo e pepe. Fare attenzione nel salare poiché il prosciutto è già una carne piuttosto salata e l'aggiunta potrebbe fare aumentare la salinità del piatto.

Una volta che avete condito il tutto, far scorrere la teglia con estrema attenzione nel forno. Siate cauti per evitare che le coppette si ribaltino. Una volta infornate, lasciar cuocere per 30 minuti o fino a quando si funghi e uovo sono cotti a piacimento

Lasciateli raffreddare un po' prima di toglierli dal forno.

Servire:

Servire caldi o freddi con un po' di panna acida e aneto come contorno.

Valori nutrizionali per porzione: Kcal: 134, Proteine: 14.2g, Carboidrati: 0.7g, Grassi: 7.8g

31.   Salmone agli agrumi

Ingredienti:

450gr di filetto di salmone, senza pelle e tagliato a bocconcini

3 cucchiai di succo di limone

1 cucchiaio di olio d'oliva

2 cucchiai di farina comune

50gr di burro

100gr di asparagi interi

1 cucchiaio di succo di limone verde

1 cucchiaino di scorza di limone verde

1 cucchiaino di sale

1 cucchiaino di pepe nero macinato

Preparazione:

Mettere i pezzi di salmone in una grande ciotola. Aggiungere la farina, il sale e il pepe e impastare bene con le mani.

Unire il burro e l'olio in una padella antiaderente ad una temperatura medio-alta. Scaldare fino a che il burro si scioglie ed aggiungere i pezzetti di salmone. Cuocere per 15 minuti, o fino a doratura. Trasferire il salmone in un altro piatto e tenere da parte la padella.

Aggiungere il succo di limone, il succo di limone verde e gli asparagi nella padella e cuocere per 5 minuti, mescolando di tanto in tanto.

Mettere di nuovo i pezzetti di salmone nella padella, aggiungere sale e pepe, e mescolare il tutto per amalgamare. Cuocere per 5 minuti e togliere dal fuoco. Trasferire in un piatto di portata.

Guarnire con un pizzico di scorza di limone verde e servire.

Valori nutrizionali per porzione: Kcal: 282, Proteine: 42.1g, Carboidrati: 7,5 g, Grassi: 12.2g

32.   Frittelle di bacche selvatiche con farina di riso

Ingredienti:

1 tazza di frutti di bosco freschi, misti

½ tazza di farina di riso

½ tazza di latte scremato

½ tazza di latte di mandorle

3 cucchiai di miele

1 cucchiaino di estratto di vaniglia biologico, in polvere

1 cucchiaino di lievito in polvere

1 uovo intero

½ tazza di panna a basso contenuto di grassi

½ tazza di sciroppo di agave

1 cucchiaio di olio di girasole

Preparazione:

Unire la farina, il lievito, il latte scremato ed il latte di mandorle in una ciotola e mescolare bene con una forchetta, fino a formare un impasto omogeneo.

In un'altra ciotola, mescolare la panna con 3 cucchiai di miele, estratto di vaniglia e l'uovo. Sbattere bene con una forchetta, o meglio ancora con un miscelatore elettrico. E' necessario ottenere un composto spumoso.

Sbattere la miscela in una ciotola per avere una pastella densa.

Coprire e lasciare riposare per circa 15 minuti.

Scaldare un cucchiaio di olio di semi di girasole in una padella antiaderente.

Utilizzare ¼ tazza di miscela per fare una frittella. È possibile utilizzare alcuni stampi per creare le frittelle, ma non è indispensabile.

Friggere per circa 2-3 minuti per ogni lato. Questa miscela dovrebbe essere sufficiente per 6 frittelle.

Stendere 1 cucchiaio di sciroppo di agave su ogni frittella, guarnire con frutti di bosco e servire.

Valori nutrizionali per porzione: Kcal: 312, Proteine: 38.1, Carboidrati: 42.4g, Grassi: 25.5g

33.   Tagliatelle in salsa di melone

Ingredienti:

450gr di tagliatelle, precotte

1 piccolo melone, pelato, senza semi e tritato

50gr di burro

1 tazza di panna dolce

½ cucchiaino di sale

½ cucchiaino di pepe nero macinato

1 cucchiaino di verdure secche in polvere

¼ di tazza di parmigiano grattugiato

1 cucchiaio di prezzemolo fresco tritato

Preparazione:

Utilizzare le istruzioni riportate sulla confezione per cuocere la pasta. Colare bene e trasferire in una grande ciotola.

Nel frattempo, unire i pezzi di melone e la crema dolce in un frullatore. Frullare fino ad ottenere una crema liscia. Mettere da parte.

Far sciogliere il burro in una padella antiaderente a fuoco medio. Aggiungere il composto di melone la panna, il sale, il pepe e aggiungere condimento di verdure. Versare ½ tazza di acqua tiepida e mescolare continuamente. Cuocere per 10 minuti e togliere dal fuoco.

Versare la salsa sopra la pasta e guarnire con parmigiano grattugiato e prezzemolo.

Valori nutrizionali per porzione: Kcal: 293, Proteine: 9.6g, Carboidrati: 63.7g, Grassi: 15.8g

34. Cavolini di Bruxelles in latte di cocco

Ingredienti:

450gr di cavolini di Bruxelles

2 tazze di latte di cocco

4 cipolle tritate,

1 cucchiaio di olio d'oliva

½ cucchiaino di sale

½ cucchiaino di pepe nero macinato

½ tazza di pasta di anacardi

1 cucchiaio di coriandolo fresco, tritato finemente

Preparazione:

Scaldare un po' di olio d'oliva in una padella antiaderente. Aggiungere le cipolle e soffriggere per alcuni minuti. A questo punto aggiungere il cavoletti di Bruxelles e la pasta di anacardi. Ridurre a fuoco medio e friggere per circa 5 minuti.

Aggiungere il latte di cocco, condire con sale e pepe e coprire. Cuocere per circa 10 minuti ad una temperatura medio-bassa.

Togliere dal fuoco e guarnire con il coriandolo fresco.

Valori nutrizionali per porzione: Kcal: 123, Proteine: 4,5 g, carboidrati: 10,6 g, Grassi: g

35. Minestrone di verdure speziato

Ingredienti:

120gr di fagiolini tagliati a metà

2 carote medie, a fette

1 tazza di sedano tritato

1 tazza di fagioli bianchi

1 grande zucchina, sbucciata e affettata

1 cipolla di medie dimensioni, affettata

3 cucchiai di olio vegetale

3 spicchi d'aglio, tritati

1 cucchiaino di basilico fresco, tritato

1 cucchiaino di peperoncino, macinato

1 cucchiaio di pepe di Cayenna, macinato

1 cucchiaino di rosmarino fresco, schiacciato

1 tazza di salsa di pomodoro

1 cucchiaio di prezzemolo fresco tritato

1 cucchiaino di verdure secche in polvere

Preparazione:

Riscaldare l'olio in una pentola profonda ad una temperatura medio-alta. Aggiungere l'aglio e la cipolla e soffriggere per 2 minuti. A questo punto aggiungere la carota, i fagiolini, i fagioli bianchi, le zucchine ed il sedano. Cospargere di sale e pepe e versare acqua sufficiente a coprire tutti gli ingredienti. Coprire con un coperchio ed abbassare la temperatura. Cuocere per circa 15 minuti e aggiungere la salsa di pomodoro e tutte le altre spezie.

Fate cuocere per 1 ora e togliere dal fuoco. Aprire il coperchio e lasciate raffreddare per un po'.

Poco prima di servire, cospargete con un po' di rosmarino fresco per aggiungere un pizzico di gusto in più.

Valori nutrizionali per porzione: Kcal: 120, Proteine: g, carboidrati: 63.7g, Grassi: 15.8g

36. Avena con mele e cannella

Ingredienti:

½ tazza di avena senza glutine

1 tazza di acqua

1 mela Alkmene, sbucciata e grattugiata

1 mela a fette

2 cucchiai di yogurt mandorla

1 cucchiaino di cannella macinata

Preparazione:

Far bollire l'acqua ed aggiungere l'avena. Cuocere (per diversi minuti) ed abbassare il calore.

Aggiungere un pò mela Alkmene grattugiata ed un cucchiaino di cannella. Far bollire per altri dieci minuti. Togliere dal fuoco.

Guarnire con yogurt, mandorle e mele a fette. Servire caldo.

Valori nutrizionali per porzione: Kcal: 120, Proteine: 3.5g, Carboidrati: 25.8g, Grassi: 1.3g

37. Pasta di riso con salsa fatta in casa

Ingredienti:

1 confezione di pasta di riso

3 grossi pomodori maturi

1 cucchiaio di olio d'oliva

2 spicchi d'aglio schiacciati,

½ cucchiaino di origano secco

¼ di cucchiaino di sale

Preparazione:

Utilizzare le istruzioni riportate sulla confezione per preparare la pasta. Sciacquare bene e colare. Mettere da parte.

Sbucciare e tritare i pomodori in grandi pezzi. Assicurarsi di mantenere tutto il liquido.

Far scaldare l'olio a temperatura media. Aggiungere l'aglio e soffriggere per alcuni minuti.

Ora aggiungere i pomodori, l'origano, il sale, la stevia e origano. Ridurre il fuoco al minimo e far cuocere fino a quando i pomodori si saranno ammorbiditi.

Aggiungere ¼ tazza di acqua e cuocere per altri 10 minuti mescolando continuamente.

Spegnere il fuoco, aggiungere la pasta e coprire. Lasciare riposare per 10 minuti prima di servire.

È possibile utilizzare l'olio d'oliva al posto del burro, ma personalmente preferisco il burro perché dà un buon sapore, morbido. Servire con formaggio affumicato grattugiato, il parmigiano grattugiato, l'aglio schiacciato, il prezzemolo tritato, o qualsiasi altra cosa che vi piace.

Valori nutrizionali per porzione: Kcal: 390, Proteine: 12.4g, Carboidrati: 44.3g, Grassi: 26.4

ALTRI TITOLI DELLO STESSO AUTORE

70 ricette efficaci per prevenire e risolvere i vostri problemi di sovrappeso: bruciate velocemente le calorie con una dieta appropriata ed una alimentazione intelligente

di
Joe Correa CSN

48 ricette per risolvere i problemi di acne: un modo veloce e naturale per porre fine ai vostri problemi di acne in meno di 10 giorni!

di
Joe Correa CSN

41 ricette per prevenire l'Alzheimer: riducete o eliminate il vostro stato di Alzheimer in 30 giorni o meno!

di
Joe Correa CSN

70 ricette efficaci contro il cancro al seno: per prevenire e combattere il cancro al seno con una alimentazione intelligente e cibi efficaci.

di
Joe Correa CSN

www.ingramcontent.com/pod-product-compliance
Lightning Source LLC
Chambersburg PA
CBHW051037030426
42336CB00015B/2924